LIGUE FRANÇAISE CONTRE LA TUBERCULOSE

CONFÉRENCES
DE PROPHYLAXIE ET D'HYGIÈNE
Antituberculeuses
Dans les vingt arrondissements de Paris

PREMIÈRE CONFÉRENCE :

La PROPHYLAXIE de la TUBERCULOSE
ET L'HYGIÈNE

La Graine et le Terrain

HYGIÈNE PRIVÉE — HYGIÈNE PUBLIQUE

A la fin de chaque Conférence, il est distribué gratuitement à chaque auditeur une Instruction semblable à celle-ci, résumant le sujet qui vient d'être traité et développé.

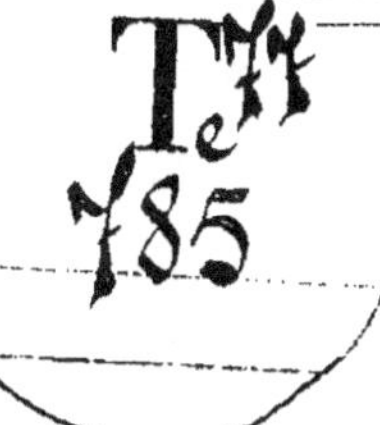

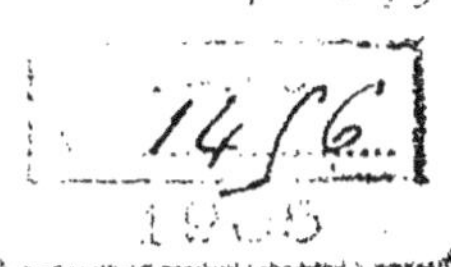

Cette Instruction est le résumé de la première confé-
rence de 1905. Ces Conférences organisées dans les vingt
arrondissements de Paris, sous la direction du Dr ARMAIN-
GAUD, président de la Ligue, sont faites par les docteurs
RÉGNIER fils, Mme RAGU, Jean LABORDE, ARTAULD DE VEVEY,
KORTZ, CHAUVAIN, GOUFFIER, LESCUDÉ, Camille SAVOIRE,
BOUREILLE, DEPIERRIS, PLESSARD, ACHERAY, BINET, TABARY,
OPPENHEIM, Paul TISSIER-GUY, MAYOUX, DELMOND, DALLY.

LA
PROPHYLAXIE DE LA TUBERCULOSE
ET L'HYGIÈNE

La Graine et le Terrain

HYGIÈNE PRIVÉE ET HYGIÈNE PUBLIQUE

A Paris, la tuberculose cause plus de la cinquième partie des décès, enlevant la vie annuellement à 12.000 habitants. Dans l'ensemble de la France elle compte environ pour un septième ou un huitième dans la mortalité totale. Aucune maladie, aucun fléau ne peuvent donc lui être comparés quant au nombre de ses victimes; et toutes les maladies contagiêuses et épidémiques réunies (typhoïde, variole, scarlatine, rougeole, diphtérie, choléra, etc.), sont loin de détruire la moitié autant d'existences.

Dans ces dernières années, la médecine a fait d'énormes progrès dans la connaissance des causes de la tuberculose et des moyens de s'en préserver, c'est-à-dire de la *prophylaxie* (1).

L'objet de ces Cours de prophylaxie et d'hygiène organisés par la *Ligue contre la tuberculose* (2) est de

---

(1) *Prophylaxie* vient du mot grec προφυλασσειν préserver.

(2) La *Ligue française contre la tuberculose* fondée en 1891 par le Dr Armaingaud, avec le concours du professeur Verneuil, est un *centre de propagande et de vulgarisation* dont l'action a pour but d'instruire le public sur les ravages de la tuberculose, sur sa contagiosité et ses autres causes évitables et les moyens de s'en défendre. C'est une Ligue d'éducation sanitaire.

vulgariser la connaissance de ces moyens, en faisant, à ce point de vue, l'éducation sanitaire de la population.

La tuberculose est causée, nous le verrons dans les leçons suivantes, par la pénétration et la pullulation dans notre corps d'un être vivant infiniment petit, un *microbe*, le *bacille de Koch*. Mais cette pénétration n'a pas lieu, ou bien si elle a lieu, elle ne suffit pas pour y déterminer la maladie, aussi longtemps que l'organisme est en état de lutter contre ce microbe, soit en l'arrêtant aux portes d'entrée (cavité de la bouche, de l'arrière gorge, du nez, du tube digestif, des bronches), soit, une fois qu'il a pénétré en nous, en le détruisant ou en l'empêchant de se multiplier et de se développer en détruisant les poisons qu'il fabrique. *Le sort d'une place forte, la durée de sa résistance* ne dépendent pas seulement du nombre et de la puissance de ses envahisseurs, mais aussi de la solidité de ses murs, de la qualité de son armement, de la quantité de ses munitions et de ses approvisionnements, de la vigueur et de la discipline des assiégés.

De même, rien n'est plus variable que le degré de résistance du corps humain aux attaques des germes tuberculeux qui tendent à chaque instant à l'envahir. Cette résistance varie non seulement d'individu à individu, mais chez le même sujet, aux différentes époques de sa vie. Tel sujet né de *parents tuberculeux*, apportant par conséquent une *prédisposition*, une *réceptivité*, une sorte de terrain de culture favorable au développement du germe tuberculeux, pourra néanmoins échapper toute sa vie aux atteintes de cette maladie, parce qu'il aura été soumis dès son enfance à une hygiène bien entendue, poursuivie avec persévérance, qui aura refait sa constitution et augmenté sa résistance. Tel autre, au contraire, né avec une constitution vigoureuse, verra dans le cours de sa vie de développer chez lui une *prédisposition acquise* à la tuberculose par un amoindrissement de sa vitalité créé de toutes pièces, soit par certaines maladies accidentelles, soit par l'action successive des causes multiples qui peuvent débiliter ou déprimer son organisme, que ces causes soient physiques ou morales. De réfractaire qu'il était jusque-là au germe tuberculeux, son organisme est devenu un terrain de culture, parce qu'il a laissé altérer progressivement et insensiblement sa constitution, la qualité de l'étoffe dont sont faits ses organes, par le mauvais usage, l'abus et le gaspillage de ses forces. Il a perdu ses moyens de défense, les munitions de sa place forte sont avariées, la discipline de ses défenseurs n'existe plus. Qu'il vienne à rencontrer sur sa route quelques microbes de tuberculose, — et l'occasion en est, hélas ! fréquente, — il deviendra bientôt leur proie. Ce sera un phtisique de plus.

Les conditions sont d'ailleurs semblables pour toutes les maladies contagieuses, aussi bien pour celles qui, comme la gale ou la teigne, sont causées par un parasite externe et relativement volumineux et grossier, que pour celles qui, comme la tuberculose, la fièvre typhoïde ou la diphtérie, sont causées par un parasite pénétrant dans l'intérieur même des organes et dans le sang, parasites que leur extrême petitesse rend absolument invisibles à l'œil nu, ce qui leur a valu le nom de *microbes*.

On croyait autrefois, en effet, que la *gale*, pour prendre un exemple, était le résultat d'un *vice du sang*, déterminant une maladie de la peau qui se formait de tontes pièces chez certains sujets affaiblis et malpropres, et par le fait même de cet affaiblissement et de cette malpropreté. Aujourd'hui il est démontré que la gale est causée par un petit animal du nom d'*acarus* qui, provenant d'un animal galeux, s'implante dans la peau de celui qui ne l'est pas encore. Mais les causes d'affaiblissement et la malpropreté que l'on considérait à tort comme les conditions suffisantes de la maladie, n'en conservent pas moins une grande importance dans la production de la maladie, car sans parler des faits qui se constatent chaque jour chez l'homme, on a démontré que *des moutons bien portants, bien propres, bien entretenus, sur la peau desquels on sème des acarus,* ne deviennent pas galeux, parce que ces parasites ne trouvent pas chez eux le terrain propre à leur entretien, à leur développement. Si au contraire on soumet ces mêmes moutons à un régime débilitant et qu'on néglige de soigner leur peau, ils prennent très facilement la gale si l'on sème sur eux des *acarus.* Il en est de même du microbe de la phtisie : il se sème souvent dans nos poumons où il est introduit avec l'air respiré, mais il ne s'y développe que s'il y trouve un terrain tout préparé par une suite de causes détériorantes qui ont progressivement et lentement ruiné l'organisme, ce qui arrive un jour ou l'autre à *une* personne sur *sept* ou *huit* dans l'ensemble de la population française, à *une* personne sur *cinq* à Paris.

La conséquence de ce qui précède est facile à déduire :

Pour prévenir la tuberculose, pour réaliser sa *prophylaxie*, il faut :

1° Se garantir contre la contagion, c'est-à dire contre la pénétration du microbe, de la graine tuberculeuse dans notre corps ;

2° Ecarter de nous, dans la mesure du possible, toutes les causes qui peuvent amoindrir la résistance de notre organisme, affaiblir ses moyens naturels de défense; nous placer en un mot dans les meilleures conditions possibles d'hygiène, maintenir notre place forte en état de repousser ses envahisseurs.

Telle est la raison pour laquelle les conférences de prophylaxie seront de plusieurs catégories différentes : les unes feront connaître les modes suivant lesquels s'opère la contagion, le passage du microbe du malade au bien portant, et les moyens de l'éviter;

d'autres conférences traiteront de l'hygiène proprement dite, c'est-à-dire des moyens d'augmenter la résistance de l'organisme aux causes de maladies, et en particulier aux causes de la tuberculose (par l'assainissement général des villes, l'application résolue et ferme de la loi du 15 février 1902 *pour la protection de la santé publique*, l'habitation saine et maintenue salubre, le travail sans surmenage, une alimentation suffisante et saine, l'abstention des liqueurs alcooliques). Enfin la vulgarisation des résultats obtenus dans les *Sanatoriums maritimes* pour la guérison des enfants débiles ou des enfants prédisposés à la tuberculose par la résidence maritime prolongée qui est le moyen le plus efficace de prévenir la tuberculose chez les enfants, et quelques indications sur les Sanatoriums destinés à la cure d'air des tuberculeux pulmonaires adultes ou enfants, devront nécessairement rentrer dans le programme de ces cours.

C'est surtout, en effet, et à peu près exclusivement par la mise en œuvre des ressources de l'hygiène, que les *Sanatoriums maritimes* guérissent les enfants lymphatiques, anémiques, rachitiques, ou les scrofuleux, et préviennent du même coup la phtisie pulmonaire. C'est aussi par une hygiène méthodique que le Sanatorium de plaine, de forêt ou d'altitude peut guérir la phtisie dans les cas favorables.

Le Professeur Calmettes a organisé à Lille un *dispensaire antituberculeux* qui sert de type à tous ceux qui s'organisent en ce moment un peu partout, et dont plusieurs fonctionnent déjà à Paris et dans quelques grandes villes (Bordeaux, Nantes, Lyon, etc.).

Ce nouvel organe de la lutte antituberculeuse est appelé à rendre de grands services, en tant que s'adressant exclusivement à la population indigente et ayant droit aux soins gratuits, ou aux mutualités organisant elles-mêmes à leurs frais, et pour leurs membres, des institutions semblables.

DÉFINITION DE L'HYGIÈNE

L'*Hygiène* est la science qui nous enseigne les moyens de conserver et d'améliorer notre santé, d'éviter les maladies, et de vivre le plus longtemps possible.

C'est, de beaucoup, la plus puissante et la plus utile des sciences médicales, car il est aujourd'hui beaucoup plus facile d'empêcher mille personnes de tomber malades que d'en guérir une seule, qu'il s'agisse de la tuberculose ou des autres maladies.

L'hygiène est donc après la morale, qui nous apprend nos devoirs et nos droits, la plus utile de toutes les sciences, celle dont personne ne devrait ignorer les préceptes. Sans la santé, aucun des autres biens n'a de valeur réelle, et celui qui en est privé est incapable de remplir d'une manière satisfaisante son rôle dans la société, d'élever sa famille, de soutenir ses parents dans leur vieillesse, de servir utilement son pays.

Une grande partie des maladies qui nous atteignent, entraînant après elles le chômage, la misère et la mort, pourraient être évitées, si chacun connaissait et voulait suivre les principes de l'hygiène.

En voici un exemple entre mille. Le quart des enfants meurent avant la fin de leur deuxième année. Sur les deux cent mille enfants du premier âge qui succombent ainsi chaque année en France, plus de *cent mille* pourraient être conservés à leurs familles et à leur pays; cette mortalité excessive est due à ce que beaucoup de parents ignorent les règles d'hygiène qui doivent diriger l'élevage des enfants, alors que, dans les campagnes, tout le monde connaît les moyens de bien élever les bestiaux et s'applique avec soin à les mettre en pratique.

La plupart de ces pauvres enfants sont victimes d'une alimentation vicieuse, et de la déplorable habitude qu'ont les nourrices de leur donner, dès les premiers mois, une nourriture autre que le lait, qui est le seul aliment approprié à leurs besoins. Mais dans les départements où la loi Roussel sur la protection de l'enfance est sérieusement appliquée, et où l'ignorance des parents et des nourrices est combattue par la surveillance active et les conseils hygiéniques des médecins, on a vu depuis quelques années, la mortalité subir une décroissance très sensible parmi les enfants du premier âge. Il y a encore beaucoup à faire dans cette voie. Les travaux des professeurs Pinard et Budin et du Dr Porrak, et les efforts de la Ligue contre la *mortalité infantile* fondée et présidée par M. Paul Strauss, si l'on veut bien suivre leurs conseils contribueront à diminuer la léthalité des enfants dans de bien plus grandes proportions. Voilà assurément, un exemple frappant de la puissance de l'hygiène.

L'hygiène donne satisfaction aux intérêts matériels de l'homme, en lui assurant un accroissement de force, de santé, de bien-être et de richesse. Mais elle fait beaucoup plus encore. puisqu'elle prolonge l'existence elle-même, c'est-à-dire le laps de temps pendant lequel il nous est donné de jouir de ces biens matériels, en même temps que des avantages intellectuels et moraux de la vie de famille et de la vie sociale, beaucoup plus précieux encore.

L'*hygiène privée* qui ne vise directement que la santé individuelle, et l'*hygiène publique* qui se préoccupe de sauvegarder la santé des masses, ont, en réalité, le même objectif, qui est la santé de chacun des membres qui composent la collectivité.

Elles atteignent leur but par des moyens distincts, mais qui se complètent les uns les autres, se prêtent un mutuel appui et se pénètrent réciproquement. Elles ne peuvent donc être séparées l'une de l'autre, ni dans leur étude, ni dans leur enseignement, ni dans leur application.

Rien ne vaut des exemples :

Vous filtrez votre eau d'alimentation pour la débarrasser des germes nuisibles qu'elle peut contenir, ou encore vous la faites bouillir pour détruire ces germes : vous venez de faire de l'*hygiène privée*, ne visant directement et immédiatement que la préservation de votre santé personnelle.

L'administration municipale, voulant assurer une eau pure à tous les habitants, fait capter une source excellente et assure à toutes les maisons une amenée et une distribution d'eau irréprochable. Voilà une mesure d'hygiène collective, d'*hygiène publique* qui préservera sûrement de diverses maladies bien des habitants de la cité.

Si je vous indique les moyens de vous préserver des maladies auxquelles vous expose le plomb souvent mêlé à vos aliments par les ustensiles de cuisine étamés à l'étain plombifère, ou à l'eau potable par le contact prolongé des tuyaux de plomb, c'est de l'*hygiène privée*; mais si un règlement administratif prohibe tout étamage qui ne serait pas fait à l'étain fin (c'est-à-dire à peine plombifère) : *c'est une mesure d'hygiène publique*.

Si j'apprends à une nourrice la manière d'élever son nourrisson; si, à une mère qui se trouve dans l'impossibilité d'allaiter son enfant, j'enseigne le moyen de rendre inoffensif le lait de vache dont elle le nourrit, et de le stériliser; si je lui enseigne le moyen bien simple de préserver son nouveau-né de la terrible *ophtalmie purulente* qui cause, en France, la moitié des cas de cécité, j'aurai donné des conseils d'*hygiène privée*.

Mais le médecin-inspecteur qui, appliquant la bienfaisante, l'admirable loi Roussel, va surveiller les nourrices de sa circonscription pour s'assurer des soins donnés aux enfants, est l'agent d'une mesure d'*hygiène publique*.

Ce tuberculeux qui rejette avec soin son expectoration dans un crachoir chaque jour vidé et stérilisé à l'eau bouillante pour éviter de contagionner son entourage et de se réinfecter lui-même, fait de l'*hygiène privée*. Mais les administrations diverses, en plaçant des crachoirs dans tous les lieux publics, et en interdisant de cracher sur le sol, font de l'*hygiène publique*.

Cette jeune mère garde-malade de son enfant atteint de *diphtérie* qui l'isole de ses autres enfants et prend toutes les précautions pour prévenir la contagion, éviter les poussières et supprimer les germes qui pourraient plus tard, par les objets souillés par le malade, propager le mal dans la famille ou au dehors, cette mère fait de l'*hygiène privée*. Mais l'autorité publique, en obligeant cette mère et son médecin à déclarer à l'autorité communale tout cas de maladie contagieuse ou épidémique et en organisant un service municipal de désinfection pour purifier et aseptiser les objets qui ont pu être souillés par le malade et n'ont pu être désinfectés dans la maison, fait de l'*hygiène publique*.

En construisant votre habitation, en aménageant votre appartement suivant toutes les exigences de la salubrité, en les munissant d'une canalisation soignée, en vue du déversement de toutes les matières usées et de toutes les eaux ménagères jusqu'à l'égout ; en vous assurant du bon fonctionnement des clapets ou mieux des syphons interceptant toute communication de l'intérieur de la maison avec les fosses d'aisances ou avec les égouts, dans les moments de non-fonctionnement des appareils, vous faites de l'*hygiène individuelle et domestique*. Mais la municipalité, en conservant et en construisant le système des égouts et en imposant à chaque maison l'établissement d'une canalisation correspondante, a fait de l'*hygiène publique*.

Nous pourrions citer un nombre indéfini d'exemples, soit de précautions d'hygiène privée, soit de mesures d'hygiène publique, aussi utiles les unes que les autres, et qui montreraient, comme les precedentes, combien on aurait tort de négliger l'hygiène privée sous prétexte que *l'hygiène publique* vise les collectivités, tandis que *l'hygiène privée* s'applique aux individus. En réalité, une grande partie des mesures d'hygiène publique ne peut se passer du concours des bonnes volontés individuelles, c'est-à-dire de l'hygiène privée. Quelque irréprochable que soit l'eau d'alimentation fournie par la ville, si je la recueille dans des vases souillés, ou si je la laisse exposée aux contacts suspects, et si j'ignore qu'il faut la conserver à l'abri des poussières, je pourrai contracter, en buvant de cette eau, la fièvre typhoïde ou toute autre maladie infectieuse, car ces souillures et ces poussières peuvent en contenir les germes. Le service public de désinfection (linges, vêtements, chambre du malade) le mieux organisé n'empêchera pas votre petit diphtérique de propager le mal autour de lui, si, en même temps, la garde-malade ne prend pas dans la chambre même les précautions d'hygiène indispensables. Cette désinfection sera même presque inutile si, insuffisamment éclairée, la famille ne livre à ce service public qu'une partie du linge ou des vêtements de l'enfant.

Votre système d'égouts et de canalisation, d'urinoirs, de water-closets et de syphons, quelque parfait et quelque obligatoire qu'il soit, n'empêchera pas la maison de devenir un foyer d'infection et un danger pour le voisinage et pour la ville entière, si celui qui l'habite ne veille pas au fonctionnement régulier de tous les appareils. Et cette négligence s'observe, en effet, assez souvent dans les habitations ouvrières construites par les sociétés philanthropiques, précisément dans le but de procurer à la classe si intéressante des travailleurs un intérieur salubre. La construction est faite dans les meilleures conditions : canalisation d'eau, canalisation pour l'évacuation des matières usées et des résidus du ménage, chasses d'eau, syphons obturateurs, rien n'y manque. Mais, trop souvent, grâce à l'ignorance, au défaut d'éducation sanitaire de ses habitants ou de quelques-uns d'entre eux, la maison à peine habitée voit ses corridors, ses murs, ses cours, ses escaliers, couverts d'une couche immonde de saleté ; les égouts sont ouverts en maints endroits, les cuvettes des cabinets n'ont plus de coupe-air, la pompe est hors de service, le robinet laisse couler en pure perte l'eau de la ville, le parement de la cour est défoncé et couvert d'immondices. Rien ne reste de ce qui fait le bien-être et la santé.

Les mesures d'hygiène publique, pour être réellement appliquées, supposent donc la connaissance de l'hygiène privée chez les intéressés.

Un seul malade atteint d'une maladie contagieuse peut infecter toute une maison, qui, elle-même, peut devenir un foyer d'infection pour toute une ville et tout un territoire. Inversement, et en mettant à part les soins exclusivement personnels, on peut dire que la santé d'un individu quelconque pris isolément dépend en grande partie des mesures générales prises en vue de la santé de tous, et qui ne peuvent être réalisées qu'au moyen de services publics.

Nous sommes donc, en hygiène, doublement solidaires les uns des autres : par la contagion des maladies, et par les moyens de les combattre, qui exigent à la fois le concours de la collectivité, de l'hygiène publique, et celui des particuliers, de l'hygiène privée (1).

On ne peut, en conséquence, dans un enseignement

---

(1) En dehors même des maladies contagieuses et épidémiques, une grande partie de ce qui paraît ne s'appliquer directement qu'à l'individu isolé, comme l'alimentation, la propreté du corps, etc., intéresse en réalité la collectivité, et de plus, ne peut être assuré dans les conditions hygiéniques qu'au moyen de services publics : inspection des viandes et des marchés, répression des fraudes, établissements de bains publics, etc.

populaire, séparer l'hygiène publique de l'hygiène privée, et l'éducation sanitaire du public, quelque élémentaire qu'elle soit, n'en doit pas moins envisager la préservation de la santé à tous les points de vue, et fournir à chacun des notions aussi claires que possible sur les points suivants :

1º Comment on devient malade : principales causes *évitables* de maladies, d'infirmités et d'incapacité de travail.

2º Comment les éviter ; et dans cette préservation de la maladie, qui est moins assujétissante et pénible qu'on ne croit, si on en contracte l'habitude de bonne heure, quelle est la part des soins individuels, et celle de l'hygiène publique et collective.

3º En quoi la santé de chacun peut influer sur celle de tous les autres, et inversement, en quoi la santé des autres, et des groupes quelconques, familles, voisins, cité tout entière, influe sur là santé de chacun de nous. D'où l'on voit naître, en même temps que la responsabilité de chacun vis-à-vis des autres, les devoirs de l'Etat et de la Commune, qui sont de prendre les mesures que les particuliers sont impuissants à réaliser eux mêmes, et de s'opposer à ce que « pour la satisfaction d'intérêts secondaires et éphémères, les intérêts permanents du pays — dont la santé publique n'est pas un des moindres — ne puissent être compromis. »

4º En quoi et comment, de cette *solidarité sanitaire*, qui doit être mise en lumière dans toutes ses manifestations si diverses et si saisissantes, naissent parmi les habitants d'une même maison, d'une même cité ou d'un même pays, des devoirs et des droits réciproques qui font apparaître les liens étroits qui unissent l'hygiène et la morale sociale : *l'hygiène étant vraiment la morale du corps, et la morale l'hygiène de l'esprit.*

Paris. — Imp. Jean Gainche, 15, rue de Verneuil.

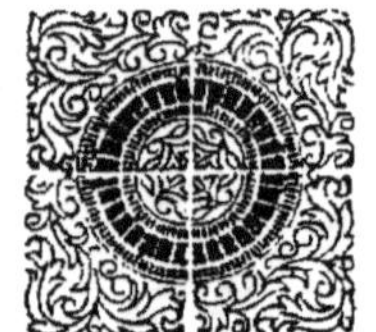

CONFÉRENCES

DE PROPHYLAXIE ET D'HYGIÈNE
Antituberculeuses

Dans les vingt arrondissements de Paris

DEUXIÈME et TROISIÈME CONFÉRENCES

LA CONTAGION

DE

LA TUBERCULOSE

et les moyens de l'éviter

À la fin de chaque Conférence, il est distribué gratuitement à que auditeur une Instruction semblable à celle-ci, résu- sujet qui vient d'être traité et développé.

Cette Instruction est le résumé de la première Confé-
rence de 1905. Ces Conférences, organisées dans les vingt
arrondissements de Paris, sous la direction du Dr ARMAIN-
GAUD, président de la Ligue, sont faites par les docteurs
RÉGNIER fils, Mme RAGU, Jean LABORDE, ARTAULD DE VEVEY,
KORTZ, CHAUVAIN, GOUFFIER, LESCUDÉ, Camille SAVOIRE,
BOUREILLE, DEPIERRIS, PLESSARD, ACHERAY, BINET, TABARY,
OPPENHEIM, Paul TISSIER-GUY, MAYOUX, DELMOND, DALLY.

LA CONTAGION
DE LA TUBERCULOSE
ET LES MOYENS DE L'ÉVITER (1)

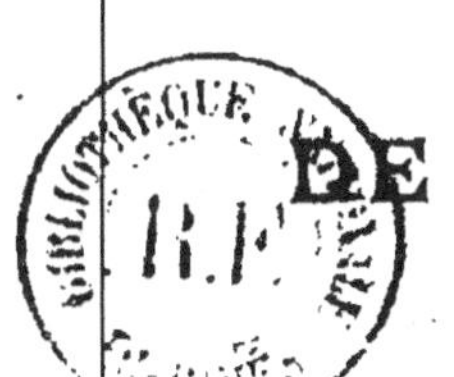

La prophylaxie ou hygiène préventive de la *Tuberculose* comprend deux opérations distinctes, d'une égale importance, qu'il faut mener de front et qui se complètent l'une l'autre.

1° Prévenir la contagion, c'est-à-dire l'introduction du *microbe tuberculeux*, de la graine tuberculeuse dans notre corps.

2° Écarter l'aptitude à recevoir le germe et à le faire fructifier, en combattant toutes les influences qui peuvent diminuer la résistance de l'organisme aux attaques toujours imminentes du microbe de la contagion.

Dans la présente Instruction sont exposés les moyens de remplir la première indication : *Prévenir la contagion.*

Nous avons déjà dit (1) que la *Tuberculose* est de beaucoup la plus meurtrière des maladies ; qu'elle occasionne en France la septième ou huitième partie, et à Paris la cinquième partie des décès.

Nous serions donc insensés si, connaissant les moyens de diminuer dans de sérieuses proportions les ravages du plus terrible de nos ennemis, nous médecins, nous laissions ignorer ces moyens au public Et si, sachant que la phtisie peut se transmettre d'homme à homme, et des animaux à l'homme,

---

(1) La *Ligue française contre la tuberculose* fondée en 1891 par le D' Armaingaud, avec le concours du professeur Verneuil, est un *centre de propagande et de vulgarisation* dont l'action a pour but d'instruire le public sur les ravages de la tuberculose, sur sa contagiosité et ses autres causes évitables et les moyens de s'en défendre. C'est une Ligue d'éducation sanitaire.

(2) Voir la première conférence des cours de prophylaxie : « La graine et le terrain. — Hygiène privée et Hygiène publique. »

nous connaissons des mesures capables d'empêcher
ou de limiter cette transmission, nous serions gran-
dement coupables de ne pas mettre en œuvre tous
les moyens possibles pour répandre dans tous les
milieux la connaissance de ces mesures préventives.
— Eh bien ! ces moyens de diminuer les ravages de
la phtisie, la science les connaît aujourd'hui, et nous
n'avons qu'à vouloir, et à nous servir des armes qu'elle
met entre nos mains pour triompher de ses coups.

On sait aujourd'hui que dans l'immense majorité des cas. le sujet qui deviendra phtisique plus-
tard n'apporte en naissant, ni la tuberculose, ni le
germe de la maladie.

On sait aujourd'hui, grâce à Villemin, que la plus
grande partie des innombrables phtisiques qui succombent chaque année en France, ont contracté leur
mal, soit en respirant un air chargé des germes de
la tuberculose, soit, moins souvent, en se nourrissant
de certains aliments qui peuvent contenir ces germes
accidentellement.

On sait aujourd'hui que ces germes de la tuberculose
(bacilles de Koch) sont répandus, semés dans leur
entourage par les phtisiques, chaque malade deve-
nant, *par son expectoration*, un centre d'émission de
ces particules infectieuses.

On sait aujourd'hui que par certaines précautions
assez simples, il est possible de détruire la plus
grande partie de ces germes répandus autour de
nous, et, par conséquent, de supprimer du même
coup la plus grande partie des cas de tuberculose.

On sait encore que le phtisique n'est aucunement
dangereux par son contact, ni par son voisinage, que
ce n'est ni sa personne, ni son haleine qui sont nocifs,
et qu'on peut causer avec lui de longues heures, vivre
avec lui pendant des années, et même coucher dans sa
chambre et lui donner les soins les plus constants sans
courir de risque sérieux, **à la condition de prendre certaines précautions, dont la principale est de recueillir**

son expectoration, et de ne pas attendre pour détruire ses crachats, qu'ils se soient desséchés et répandus en poussière dans l'atmosphère.

On sait qu'en prenant ces soins de minutieuse propreté, on n'empêche pas seulement le malade de devenir dangereux pour les autres, mais qu'on lui rend, en outre, un précieux service ; en effet, on l'empêche aussi de se réinfecter lui-même et d'annuler par cela même, au fur et à mesure qu'ils se produisent, les bons effets d'un traitement qui serait beaucoup plus souvent victorieux, si ces précautions étaient rigoureusement prises.

Aussi, le *Congrès pour l'étude de la tuberculose* où se sont réunis tous les médecins qui s'occupent de cette maladie avec le plus de compétence, a-t-il rédigé des « *Instructions au public pour qu'il sache se défendre contre la tuberculose* », avec l'intention formelle de les répandre dans les villes et les campagnes.

Pour aider le *Congrès de la tuberculose* dans cette œuvre de vulgarisation et de propagande, le Dr Armaingaud a fondé une *Ligue préventive contre la tuberculose*, dont l'objectif principal est de faire parvenir à destination, c'est-à-dire dans toutes les familles, les Instructions dont voici le texte, et celles qui seront successivement publiées sur la prophylaxie de la tuberculose, et les faire expliquer et commenter dans de nombreuses conférences par les médecins et les instituteurs sur tous les points du pays.

INSTRUCTIONS AU PUBLIC

Pour qu'il sache et puisse se défendre

CONTRE LA TUBERCULOSE

RÉDIGÉES PAR

LE CONGRÈS DE LA TUBERCULOSE (1888-91-93)

« I. — La tuberculose est, de toutes les maladies, celle qui fait le plus de victimes ; dans les grandes villes elle compte pour un quart à un septième de la mortalité.

« Pour s'expliquer l'élévation de ce chiffre, il faut savoir que la phtisie pulmonaire n'est pas la seule manifestation de la tuberculose, comme on le croit à tort dans le public. En effet, nombre de bronchites, de pleurésies, de méningites, de péritonites, d'entérites, de lésions osseuses et articulaires, d'abcès froids, etc., sont des maladies de même nature.

« II. — La tuberculose est une maladie infectieuse, parasitaire, causée par un microbe ; mais elle n'est transmissible à un individu sain par un sujet malade que dans les conditions spéciales que nous allons déterminer.

« En dehors de sa transmission héréditaire directe, le microbe de la tuberculose pénètre dans l'organisme par les voies aériennes avec l'air inspiré, par le canal digestif avec les aliments, par la peau et les muqueuses à la suite d'écorchures, de piqûres, de plaies et d'ulcérations diverses.

« III. — La source contagieuse la plus fréquente et la plus redoutable réside dans les crachats des phtisiques. A peu près inoffensifs tant qu'ils restent à l'état liquide, c'est surtout lorsqu'ils sont réduits en poussière qu'ils deviennent dangereux. Ils revêtent promptement cette forme lorsqu'ils sont projetés sur le sol, les planchers, les carreaux, les murs ;

lorsqu'ils souillent les vêtements, les couvertures, les objets de literie, les rideaux, etc.; lorsqu'ils sont reçus dans des mouchoirs, des serviettes, etc.

« C'est alors que, desséchés et pulvérulents, ils sont mis en mouvement par le balayage et l'époussetage, le battage et le brossage des étoffes, des meubles, des couvertures, des vêtements. Cette poussière suspendue dans l'air pénètre dans les voies respiratoires, se dépose sur les surfaces cutanées et muqueuses dépouillées de leur vernis épidémique, sur les objets usuels servant aux usages alimentaires, et devient ainsi un danger permanent pour les personnes qui séjournent dans l'atmosphère ainsi souillée.

« Le principe contagieux de la tuberculose se trouve aussi dans les déjections des phtisiques, soit qu'il provienne des lésions intestinales si communes dans cette affection, soit qu'il vienne des crachats avalés par les malades. Très fréquemment, ceux-ci sont atteints de diarrhée, souillent leurs draps de lit et leur linge, et créent ainsi une source d'infection contre laquelle il importe de se mettre en garde.

« En conséquence, il faut :

« 1° Etre bien convaincu de la nécessité de prendre les plus grandes précautions au sujet des matières de l'expectoration des phtisiques. Elles doivent toujours et partout être reçues dans des crachoirs en porcelaine ou en verre contenant une certaine quantité de liquide (1), et non des matières pulvérulentes

---

(1) *Aucun désinfectant* actuellement connu n'est assez puissant pour détruire rapidement le *microbe de la tuberculose* incorporé dans les crachats, et pour que l'on puisse se contenter de soumettre ceux-ci à l'action du liquide antiseptique ; et c'est pour ce motif que l'expectoration doit être détruite par la chaleur (feu ou eau bouillante) ou déversée dans les cabinets. Mais il faut néanmoins, pour bien des motifs, munir les crachoirs, non pas d'eau simple, mais d'une solution désinfectante ; nous recommandons expressément cette précaution. On déversera en outre dans la cuvette des cabinets, en même temps qu'on y videra le contenu des crachoirs, *un verre* d'une *solution bouillante*, contenant 50 grammes de *chlorure de chaux* par litre d'eau, et on lavera les crachoirs avec cette même solution bouillante. Il serait bien préférable encore que le crachoir fût fait de *matière combustible*, et d'un prix assez minime pour qu'il pût être brûlé chaque jour avec son contenu.

telles que du sable, du son ou des cendres. Le mouchoir de poche subira de même l'ébullition chaque soir.

« Les crachoirs doivent être vidés chaque jour dans le feu (1) et nettoyés à l'eau bouillante, additionnée de carbonate de soude, ou tout au moins être versés dans les fosses d'aisances. Jamais ils ne doivent être déversés sur les fumiers ni dans les cours ou jardins, où ils peuvent tuberculiser les volailles qui les mangent.

« L'usage des crachoirs ne doit pas se borner aux hôpitaux et aux habitations privées, mais il est indispensable de l'adopter pour tous les établissements publics (casernes, ateliers, gares de chemin de fer et autres lieux de réunion).

« Ces mêmes précautions doivent d'ailleurs être prises dans toutes les maladies à expectoration, quelles qu'elles soient. En effet, presque toutes les maladies où l'on crache peuvent se transmettre par l'expectoration desséchée et réduite en poussière : la pneumonie ou fluxion de poitrine, les congestions pulmonaires, la rougeole, la coqueluche, la diphtérie, les catarrhes bronchiques, certaines laryngites et bronchites, etc. (2).

« 2° Ne point laisser sécher le linge maculé par les déjections des tuberculeux, mais le tremper et le faire séjourner quelque temps dans l'eau bouillante avant de le livrer au blanchissage, ou bien le brûler.

« Eviter de coucher dans le lit d'un tuberculeux et habiter sa chambre le moins possible, *si de minutieuses précautions n'ont été prises contre les crachats et contre les souillures de son linge par ses déjections* (3).

---

(1) Après avoir mêlé le contenu, au moment de le vider seulement, avec une matière pulvérulente combustible, telle que la sciure de bois ou du son.

(2) Ce paragraphe n'existait pas dans l'*Instruction* du Congrès. Mais ce n'est pas arbitrairement que nous l'y ajoutons, le Congrès de la Tuberculose de 1893, sur notre demande, ayant reconnu utile de l'y joindre.

(3) Dans la famille, le malade devra avoir sa timbale et son couvert, lesquels seront soigneusement ébouillantés *à part*.

« Obtenir que les chambres d'hôtels, les maisons garnies, les chalets, les villas, etc , occupés par les phtisiques dans les villes d'eaux et les stations hivernales, soient meublées et tapissées de telle manière que la désinfection y soit facilement et complètement réalisée après le départ de chaque malade.

« Le public est le premier intéressé à préférer les habitations où de pareilles précautions hygiéniques seront observées.

« 3° Après le décès d'un phtisique, les locaux qu'il a occupés doivent être minutieusement désinfectés, et largement et longtemps aérés. Les nouveaux locataires devront s'assurer si cette précaution a été prise.

« 4° Ne se servir des opjets contaminés par les tuberculeux (linge, literie, vêtements, objets de toilette, tentures, meubles, jouets), qu'après désinfection préalable (étuve sous pression, ébullition, vapeurs soufrées, peinture à la chaux, *lavages au chlorure de chaux*).

« 5° Dans les habitations privées, comme dans les lieux publics, voitures, wagons, hôtels, théâtres, etc., le *balayage* des planchers doit être supprimé et remplacé par le lavage humide avec un linge humecté d'une solution antiseptique.

« IV. — Si les crachats des phtisiques, ainsi que les excrétions alvines, sont l'origine la plus commune des tuberculoses acquises, ils n'en sont pas la seule.

« Le parasite de la maladie peut se rencontrer dans le lait, la viande et le sang des animaux malades, qui servent à l'alimentation de l'homme (bœuf, vache surtout, lapins, volailles).

« 1° Le lait, dont la provenance est le plus généralement inconnue, doit attirer spécialement l'attention des mères et des nourrices en raison de l'aptitude des jeunes enfants à contracter la tuberculose. (Il meurt annuellement à Paris plus de 2.000 tuberculeux âgés de moins de deux ans.)

« La mère tuberculeuse ne doit pas nourrir son enfant : elle doit le confier à une autre nourrice bien portante, vivant à la campagne, dans une maison non habitée par des phtisiques, où, avec de meilleures conditions hygiéniques, les risques de contagion tuberculeuse sont beaucoup moindres que dans les villes.

« L'allaitement au sein étant impossible, si on le remplace par l'allaitement au lait de vache, celui-ci doit toujours être bouilli, ou *stérilisé* (1).

« 2° La viande des animaux tuberculeux doit être prohibée. Le public a tout intérêt à s'assurer si l'inspection des viandes exigée par la loi est régulièrement exercée.

« 3° L'usage d'aller boire du sang dans les abattoirs est dangereux, il est du reste sans efficacité.

« V. Tous les individus n'ont pas au même degré l'aptitude à contracter la tuberculose; il y a des sujets particulièrement prédisposés et qui doivent redoubler de précautions pour éviter les circonstances favorables à la contamination signalée plus haut. Ce sont :

« 1° Les personnes nées de parents tuberculeux ou appartenant à des familles qui comptent plusieurs membres frappés par la tuberculose.

« 2° Celles qui sont débilitées par les privations ou les excès, le surmenage et le séjour habituel dans une habitation insalubre. L'abus des boissons alcooliques est particulièrement néfaste.

« 3° Sont aussi prédisposés à la tuberculose les individus atteints ou en convalescence de rougeole, de coqueluche, de variole, et surtout les diabétiques. »

Ne pas oublier que la meilleure condition pour réaliser les *mesures préventives* contre la tuberculose, en même temps que pour amener la *guérison* des phtisiques *curables*, c'est que ceux ci connaissent la nature de leur maladie (2).

---

(1) On *stérilise* le lait en plaçant les petits flacons qui le contiennent dans un récipient en fer-blanc rempli d'eau que l'on fait bouillir et que l'on maintient en ébullition pendant 45 minutes.

(2) Sont curables, c'est-à-dire peuvent espérer guérir : tous les tuberculeux pulmonaires qui ne sont pas parvenus à une période avancée de la maladie, et qui peuvent et veulent fermement se soumettre pendant de longs mois et quelquefois plusieurs annés, *au traitement de la phtisie par l'hygiène et le repos au grand air*, sous la direction constante du médecin, à savoir : les phtisiques de condition aisée ou fortunée; et parmi les tuberculeux sans fortune et obligés de travailler pour vivre, ceux qui ont pu être soignés dès le début de la maladie, et vivre dans des conditions d'hygiène assez favorable pour maintenir leur résistance organique. Ils ne le pourront d'ailleurs que grâce à l'organisation de secours mutuels qui devraient s'imposer de plus en plus.

Si les mesures indiquées dans cette Instruction étaient mises en pratique, nous ne disons pas dans toutes les familles où il existe un tuberculeux, et par tous les phtisiques, mais seulement par le quart de ces familles et de ces phtisiques, nous verrions diminuer dans une énorme proportion les ravages de cette maladie; et les habitudes de propreté et d'antisepsie rigoureuses qu'elle conseille, finissant peu à peu par entrer dans nos mœurs et par devenir générales, on arriverait progressivement, sinon à son extinction presque totale, du moins à réduire le chiffre de ses victimes aux proportions des autres maladies. Car l'hérédité et les autres conditions prédisposantes et adjuvantes, dont personne ne méconnaît l'importance, ne suffiraient pas à elles seules pour produire la maladie, si les *germes* étaient détruits. L'organisation de cette *Ligue*, instituée pour répandre efficacement ces *Instructions* et celles qui leur serviront de complément, est exposée en détail dans une Instruction spéciale. On y trouvera expliqué le lien de filiation qui rattache cette propagande à celle qui a si complètement réussi au Dr Armaingaud, pour son œuvre des Sanatoriums maritimes et celle de la *vulgarisation de l'hygiène*, et qui a abouti à la fondation des Sanatoriums d'*Arcachon* et de *Banyuls-sur-Mer*.

La Ligue *contre la tuberculose* est le complément naturel et logique de la première œuvre, qui est la *Lutte contre la scrofule*.

Le Professeur Verneuil avait prédit au fondateur de la Ligue, en présidant sa première conférence à Paris, en 1892, un succès rapide.

Cette espérance s'est en effet réalisée, et la Ligue a largement contribué, grâce au concours de ses nombreux conférenciers et à la diffusion de ses Instructions, à faire par toute la France l'éducation antituberculeuse du public : elle a réalisé son principal et plus pressant objectif qui était de saisir l'opinion publique de la question sociale de la tuberculose, d'ouvrir la voie, de montrer l'exemple, d'entraîner médecins et public, de mettre, en un mot, la défense contre la tuberculose à l'ordre du jour des préoccupations publiques.

D'autres Sociétés, notamment la *Société de préservation contre la tuberculose* fondée par les docteurs Peyrot et Weil-Mantou travaillent aussi très activement à cette œuvre de propagande.

Le but cependant est loin d'être complètement atteint, et bien des années de propagande sont encore nécessaires pour que cette éducation soit complète.

Le programme de la Ligue est d'une grande simplicité. Au fur et à mesure que les diverses Instructions relatives à la *prophylaxie de la Tuberculose* sont rédigées, elles sont tirées à un nombre immense d'exemplaires et adressées (par paquets de 50) aux adhérents à la *Ligue* qui les *distribuent* dans leur entourage, chacun comprenant qu'il a un réel intérêt à les répandre et à les faire mettre en pratique, puisqu'il se défend ainsi, lui et les siens, contre les effets de la contagion et de la dangereuse solidarité qu'elle crée.

Pour faire partie de la *Ligue*, il suffit de fournir une souscription de *cinq francs*, en échange de laquelle chaque adhérent reçoit 50 exemplaires des *Instructions* à distribuer, et d'adresser l'adhésion et la souscription soit à *Arcachon*, à M. Baumé, Directeur du Sanatorium, soit au Dr Armaingaud, président de la Ligue, rue Fondaudège, 55, à Bordeaux, ou à *Paris*, 150, boulevard Montparnasse.

Dans la leçon suivante, nous ferons connaître les Sanatoriums maritimes fondés dans ces dernières annéespour la guérison des enfants débiles, lymphatiques, rachitiques, et les très heureux résultats obtenus dans ces établissements.

Imp. JEAN GAINCHE, 15, rue de Verneuil, Paris.

COURS

DE PROPHYLAXIE ET D'HYGIÈNE
Antituberculeuses

Dans les vingt arrondissements de Paris

TROISIÈME CONFÉRENCE

Sanatoriums maritimes

POUR LA GUÉRISON DES

ENFANTS DÉBILES

LYMPHATIQUES, ANÉMIQUES, RACHITIQUES, SCROFULEUX

ET DES

prédisposés à la tuberculose

À la fin de chaque Conférence, il est distribué gratuitement
à chaque auditeur une Instruction semblable à celle-ci, résumant le sujet qui vient d'être traité et développé.

Cette. Instruction est le résumé de la première conférence de 1905. Ces Conférences organisées dans les vingt arrondissements de Paris, sous la direction du Dr ARMAINGAUD, président de la Ligue, sont faites par les docteurs RÉGNIER, Mme RAGU, Jean LABORDE, ARTAULD DE VEVEY, KORTZ, CHAUVAIN, GOUFFIER, LESCUDÉ, Camille SAVOIRE, BOUREILLE, DEPIERRIS, PLESSARD, ACHERAY, BINET, TABARY, OPPENHEIM, Paul TISSIER-GUY, MAYOUX, DELMOND, DALLY.

LA GUÉRISON

DES

ENFANTS DÉBILES

LYMPHATIQUES
ANÉMIQUES, RACHITIQUES, SCROFULEUX

ET DES

PRÉDISPOSÉS A LA TUBERCULOSE

DANS LES

Sanatoriums Maritimes

Dans l'*Instruction précédente*, nous avons fait connaître les modes de contagion de la tuberculose et les moyens de la prévenir.

Mais, nous l'avons déjà dit, la défense contre la contagion n'est pas toute la défense contre la tuberculose ; et il faut, en même temps que nous nous prémunissons contre l'invasion du microbe, maintenir notre organisme en état de lutter victorieusement contre lui, si malgré toutes les précautions prises, il réussit à s'introduire dans la place.

Nous savons déjà que tout organisme affaibli par les excès, les privations, le surmenage, et, d'une manière générale, par des infractions habituelles ou accidentelles aux règles de l'hygiène, est en état de réceptivité pour les maladies infectieuses, et pour la tuberculose en particulier, qu'il est en état de moindre résistance aux attaques toujours imminentes des germes microbiens. De là l'intérêt qu'il y a pour chacun à bien connaître les règles de l'hygiène enseignées dans les cours de prophylaxie.

Mais il existe toute une catégorie très nombreuse de sujets auxquels il ne suffit pas, malheureusement, d'enseigner les moyens de conserver leur santé et de maintenir la place en état de défense, car sans être encore vraiment malades, ils sont déjà affaiblis et en état de prédisposition et de réceptivité pour la tuberculose. — Ils sont nés délicats, peu résistants, ou le sont devenus par le gaspillage de leurs forces. — A ceux-là l'hygiène ordinaire, *l'hygiène pour tous*, ne suffit plus ; il faut mettre à leur disposition une hygiène portée à la plus haute puissance, à dose massive pour ainsi dire. Ils n'ont plus seulement à maintenir, à conserver, ils ont à refaire, à reconstituer, à remanier leur terrain organique. L'hygiène conservatrice ne leur suffit pas ; il leur faut une hygiène curative, réparatrice.

Tels sont les enfants nés débiles ou de tempérament très lymphatique, ou ceux qui sont nés de parents tuberculeux. Ces enfants, s'ils sont de familles peu fortunées ou même de fortune moyenne, ne peuvent trouver dans le milieu familial cette hygiène curative et réparatrice ; il faut qu'ils aillent la chercher où elle est : dans un *Sanatorium maritime*.

Le mot *Sanatorium* (du mot latin *Sanare*, guérir) est aujourd'hui adopté pour désigner un Etablissement *situé dans un milieu particulièrement salubre et privilégié*, curatif par lui-même et indépendamment de toute médication et de toute intervention chirurgicale.

Les malades qui y sont reçus viennent surtout y faire une cure d'air aidée et complétée par l'emploi méthodique et judicieux de toutes les ressources de l'hygiène. C'est dire que le séjour y est toujours assez prolongé. Le Sanatorium diffère donc de l'*hôpital* en ce que, dans celui-ci le traitement médicamenteux ou le traitement chirurgical jouent un rôle important ou prépondérant, tandis que dans un Sanatorium les médicaments n'ont qu'une part très secondaire, quelquefois nulle dans la guérison du malade.

Cette dénomination de *Sanatorium* ne s'applique pas uniquement aux Etablissements destinés aux enfants débiles, mais aussi aux Etablissements ou Maisons de santé recevant soit des enfants, soit des adultes déjà atteints de *tuberculose pulmonaire*.

La guérison ou l'amélioration, en effet, y est obtenue, non par l'action des médicaments qui ne sont ici qu'un adjuvant, mais par un traitement purement hygiénique et diététique. Ces Sanatoriums pour tuberculeux pulmonaires sont établis : les uns dans les montagnes (sanatoriums d'altitude), les autres simplement à la campagne ou dans les forêts plus ou moins près de la mer. Il en sera question dans le cours de ces conférences.

Les Sanatoriums destinés aux enfants débiles *non tuberculeux pulmonaires* sont établis sur le bord de la mer. Ce sont des *Sanatoriums maritimes*. C'est de cette catégorie d'établissements que nous parlerons aujourd'hui.

L'institution des *Sanatoriums maritimes* a pour but et pour double résultat de *guérir* les enfants débiles, rachitiques, scrofuleux (1), et de *prévenir* chez eux la *phtisie pulmonaire* à laquelle les préparent tout spécialement ces maladies non guéries dans l'enfance (2).

(1) *Guérir* par le *traitement marin*, c'est faire de la *thalassothérapie*.
(2) *Prévenir* les maladies par le séjour au bord de la mer et la balnéation, c'est faire ce que j'appellerai de la *thalassophylaxie*.

On ne sait pas assez en effet, en dehors des médecins, qu'une grande partie des cas de tuberculose pulmonaire qui éclatent dans l'adolescence et dans l'âge mûr, ont leur source première dans les maladies chroniques et la faiblesse de constitution non guéries dans l'enfance. Guérir ces maladies chez l'enfant, c'est avoir de grandes chances de le prémunir contre la tuberculose pour le reste de sa vie. en tarissant sinon son unique source, du moins la principale. Or, le traitement marin, c'est-à-dire le séjour prolongé sur le bord de la mer, aidé ou non de la balnéation, selon les cas, guérit ces débilités de l'enfance. Et, recevant des êtres chétifs, malingres, destinés, les uns à mourir prématurément, le plus grand nombre à rester toute leur vie souffreteux, physiquement disgraciés ou contrefaits, souvent impotents, la Mer rend à leur famille et à leur pays des sujets valides, capables de travailler, de gagner leur existence, de soutenir une famille et de servir leur patrie. Elle a ainsi transformé une charge en un élément de richesse, des non-valeurs en une force *Ce résultat, elle l'atteint dans 80 à 95 cas sur 100, suivant la gravité du mal et la durée du séjour.* Aussi l'unanimité est-elle complète sur ce point parmi les médecins.

Au mois d'avril 1898, M. le Ministre de l'Intérieur, désirant attirer l'attention des municipalités sur la nécessité de faire bénéficier du traitement le plus efficace les enfants indigents des communes de France atteints de ces maladies, demandait à l'Académie de Médecine si le séjour au bord de la mer était bien pour les enfants le meilleur traitement? L'Académie a répondu par l'organe de son rapporteur, M. le professeur Paul Reclus : « Sur ce point tout le monde est d'accord, le rachitisme, la scrofule (à plus forte raison le simple lymphatisme et la faiblesse de constitution), surtout pendant l'enfance et l'adolescence, guérissent au bord de la mer. Il ne s'agit plus là d'un sujet en litige, mais d'une sorte de dogme au-dessus des contradictions, justifié par une expérience constante et prolongée. »

Parmi les guérisons obtenues par le traitement marin, dans un Sanatorium, celle des deux petits malades de Paris que le nom de « *Pupilles de Madame Carnot* » désigne suffisamment, est connue de tous, en France. Les circonstances de cette cure faite au *Sanatorium d'Arcachon*, et l'éloquent et mouvant récit qu'en a fait M. Henri Monod, directeur de l'Assistance et de l'Hygiène publiques au ministère de l'Intérieur, dans son discours d'inauguration du Sanatorium Renée Sabran, à Hyères, l'ont rendue légendaire.

M. Henri Monod termine ainsi son récit : « Je n'aurais pas, Messieurs, conté ce fait avec autant de détails s'il était isolé, exceptionnel. Mais il est normal. L'histoire des protégés de Mme Carnot est l'histoire de la grande majorité des enfants lymphatiques, scrofuleux ou rachitiques que l'on envoie au bord de la mer. C'est la règle : Vous donnez à la mer un enfant infirme, elle vous rend un enfant valide. Vous prenez cet être si frêle qu'à peine osez-vous le porter d'un point à un autre ; vous le donnez à la mer, et, si vous vous y êtes pris à temps, si vous êtes patient, si vous laissez au miracle le temps de s'accomplir, la mer, la bonne et puissante mer, *mare et mater*, va se donner à son tour à ce tout petit enfant. Du contact de ses eaux, ou seulement peut-être des caresses tonifiantes de son souffle, elle va pénétrer ce pauvre corps débile, purifier son sang vicié, redresser ses membres tordus, éliminer les éléments mauvais qu'il doit à la naissance ; à la lettre, elle le régénérera; elle lui insufflera comme tout de nouveau la vie ; peu à peu, sans heurts, sans secousses, doucement, tendrement, elle lui donnera la stature, le poids, la vigueur. Et quand elle le rendra à celle qui l'a mis au monde, pour laquelle il n'a été jusqu'ici qu'une cause de souffrances physiques et morales, l'amour propre étant blessé en elle autant que l'amour maternel était meurtri, celle qui l'a mis au monde, le visage inondé des larmes de joie, hésitera à le reconnaître : « Est-ce lui ? Quoi ! ces jambes droites ! ces joues roses ! ces chairs fermes ! Est-ce bien mon enfant ? Est-ce Paul ? Est-ce Lucien ? »

— « C'est lui-même. La mer à elle seule a fait ce prodige. »

Ces beaux résultats, nous le répétons, on les obtient dans tous les *Sanatoriums maritimes* aujourd'hui échelonnés sur les côtes de France. Que vous placiez cet enfant débile ou cet enfant scrofuleux ou rachitique dans le Sanatorium d'Hyères-Giens (Méditerranée), dans celui d'Arcachon (Océan et forêt de pins), ou dans celui de Saint-Trojan (Ile d'Oléron), etc., de partout, il vous reviendra guéri, huit ou neuf fois sur dix, si le séjour est suffisamment prolongé. Il y a pourtant à signaler, pour une certaine catégorie d'enfants, une indication spéciale. Il y a de jeunes sujets en assez grand nombre qui, en même temps qu'ils sont lymphatiques, anémiques ou rachitiques, ont les bronches délicates, toussent facilement, ou sont particulièrement prédisposés à la tuberculose pulmonaire, sans toutefois en être encore atteints à un degré quelconque. Ces enfants devront être dirigés préférablement sur les Sanatoriums réunissant à la fois les deux conditions suivantes : *air marin et atmosphère d'une forêt de pins*. Tels sont les *Sanatoriums d'Arcachon* (Gironde), de *Saint-Trojan* (Ile d'Oléron) et d'*Hyères-Giens* (Var). C'est aussi dans ces sanatoriums réunissant le double avantage de la mer et des forêts de pins que devront être envoyés de préférence, quand la chose sera possible, les enfants *de parents tuberculeux* qui sont par ce seul fait atteints dès leur naissance d'une prédisposition héréditaire à la tuberculose. Les progrès de la science ont modifié l'idée qu'on doit se faire de l'*influence héréditaire*, en ce qui concerne la tuberculose. Ce point est d'un grand intérêt. Il ne faudrait pas croire, en effet, que les enfants de parents tuberculeux (même atteints de tuberculose pulmonaire avancée), apportent en naissant le germe de la tuberculose. Ce que les parents tuberculeux transmettent à leurs enfants, ce n'est pas le microbe, c'est-à-dire la maladie elle-même, mais une constitution, un terrain particulièrement apte à servir de bouillon de culture à ce microbe s'il vient à être absorbé par eux. Or, ce microbe, les parents tuberculeux le répandent malheureusement autour d'eux par leur expectoration, s'ils ne prennent pas de minutieuses précautions ; et de plus, en les caressant ils peuvent très facilement le leur communiquer de bouche à bouche ou par le contact de leurs doigts. L'enfant se trouve donc ainsi placé dans les conditions les plus favorables pour être envahi par le germe tuberculeux, pour le cultiver, et pour le transmettre de la même manière à ses frères, qui meurent alors comme lui, *non par hérédité tuberculeuse, mais par contagion*.

Remarquez, ici, combien cette nouvelle notion de l'hérédité due à de récents progrès est plus rassurante et plus consolante que l'ancienne, et fortifie le pouvoir de la médecine. Sachant que l'enfant du phtisique apporte en naissant un *terrain non pas tuberculeux, mais tuberculisable*, nous nous efforçons de refaire, de retourner ce terrain, de le reconstituer par une hygiène et une éducation physique appropriées. Et nous devons, par conséquent. dès qu'il y aura possibilité de le faire, *éloigner cet enfant* de la famille tuberculisée, pour le transporter dans un milieu salubre, ce qui nous permettra de remplir à la fois les deux indications préventives : *modifier le terrain* et *éviter la contagion.*

Voilà pourquoi ce ne sont pas seulement les enfants lymphatiques, anémiques, scrofuleux ou rachitiques, et d'une manière générale les enfants atteints de faiblesse de constitution qu'il faudra envoyer au bord de la mer pour y séjourner des mois et quelquefois une année ou deux ; ce sont *aussi* les enfants de *parents tuberculeux,* quel que soit l'état de santé actuel de ces enfants, surtout dans les grandes villes où les conditions des logements rendent presque absolument impossible de soustraire ces enfants aux occasions incessantes de contagion sans les éloigner du milieu familial.

Ces grands bienfaits du traitement marin dans les *Sanatoriums* sont d'un si grand intérêt qu'on ne saurait assez faire de propagande pour les faire connaître aux personnes qui ont des enfants débiles, auxquels le séjour sur les bords de la mer rendrait la santé. Elles ignorent encore très souvent qu'il existe, en assez grand nombre déjà, sur les côtes de France, des établissements organisés spécialement pour le leur procurer.

C'est pourquoi les professeurs d'hygiène, dans les

grandes villes surtout, ne sauraient mieux faire,
pour compléter utilement leur enseignement populaire de l'hygiène préventive, prophylactique et
curative, que de faire connaître à tous et en tout
lieu ces fondations destinées à régénérer l'enfance
par la mer.

Paris. — Imp. Jean Gainche, 15, rue de Verneuil.